DES

KYSTES DERMOÏDES

DU PETIT BASSIN

OUVERTS DANS LA VESSIE

PAR

Le Dr Edouard ROY

LYON

A. REY, IMPRIMEUR-ÉDITEUR DE L'UNIVERSITÉ

4, RUE GENTIL, 4

1900

DES

KYSTES DERMOÏDES

DU PETIT BASSIN

OUVERTS DANS LA VESSIE

DES

KYSTES DERMOÏDES

DU PETIT BASSIN

OUVERTS DANS LA VESSIE

PAR

Le Dr Edouard ROY

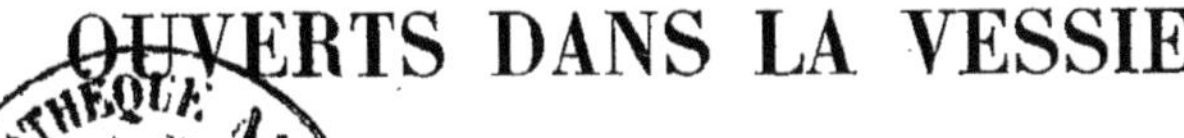

LYON

A. REY, IMPRIMEUR-ÉDITEUR DE L'UNIVERSITÉ

4, RUE GENTIL, 4

1900

A M. le professeur Poncet, qui voulut bien nous inspirer le sujet de notre thèse inaugurale, et qui nous fait le grand honneur d'en présider la soutenance, nous adressons l'hommage sincère et respectueux de notre reconnaissance.

Attiré dans la clinique de ce maître éminent dès le début de nos études médicales, nous avons suivi ses savantes leçons avec un intérêt croissant chaque année, et le souvenir que nous en gardons facilitera la tâche ardue que nous allons entreprendre.

Aux remerciements que nous devons à M. le professeur Bard pour le remarquable enseignement dont il nous a fait profiter, qu'il nous soit permis d'ajouter le souvenir reconnaissant des nombreuses marques d'intérêt qu'il nous a prodiguées.

L'amabilité avec laquelle M. le professeur agrégé Bérard nous a reçu, les bons conseils que nous lui devons pour la préparation de ce travail, lui assurent de notre part une dette de gratitude que nous sommes heureux de lui témoigner.

DES

KYSTES DERMOÏDES

DU PETIT BASSIN

OUVERTS DANS LA VESSIE

INTRODUCTION — HISTORIQUE

Il est facile de se figurer la stupeur d'un malade qui trouve soudain dans ses urines des touffes de poils, des flammèches de cheveux, quelquefois même de superbes molaires, et l'on comprend aisément que ce malade aura recours immédiatement à son médecin. Aussi n'est-ce point téméraire de croire que tous les cas de *pilimiction* et urination de produits dermoïdes ont été publiés. La disette de nos trouvailles bibliographiques ne pourrait donc avoir d'autre explication que la rareté de ces manifestations morbides.

Le symptôme « pilimiction » n'avait point échappé à l'esprit sagace de nos anciens, dont l'imagination n'était jamais prise au dépourvu pour l'explication des faits et la recherche des causes.

En l'an 1500 de notre ère, Arnaldus, *summus philosophus et excellentissimus medicus*, de son vivant chirurgien du Roy, consacre dans son maître ouvrage un chapitre à ceux qui urinent des poils :

« De mingentibus pilos.

« Aliquando pili a renibus veniunt cum urina qui in remum creantur meatibus et fiunt ex materia grossa, calefacta et dessiccata. Unde Galienus testatur se vidisse mulierem quæ minxit per urinam pilum majorem et longiorem uno palmo. »

Et, il ajoute plus loin que ceux-là mêmes qui urinent des poils urinent aussi « furfur atque scabies » (peau et graisse).

En 1703, un certain Klett fait éditer à Altorf un in-quarto intitulé : *De Trikiasi vivo mictu pilis*[1].

L'ère scientifique ne débute qu'avec Rayer, qui dans un mémoire à la Société de Biologie rapporte cinq observations de pilimiction avec autopsie. « On a, dit-il, plusieurs fois trouvé des poils libres ou attachés à des portions de peau dans la cavité vésicale, chez des femmes qui, pendant la vie, avaient présenté une tumeur plus ou moins considérable dans le voisinage d'un des ovaires. Lorsque la maladie s'est terminée par la mort et que l'autopsie du cadavre a été faite avec soin, on a pu constater qu'un kyste contenant des poils, s'était ouvert dans la vessie, avec les parois de laquelle il avait contracté d'intimes adhérences. La pilimiction qui résultait de la présence de ces kystes dermoïdes est bien distincte du véritable trichiasis des voies urinaires.

Dès lors, la question est réellement posée. Ces cas de pilimiction relèvent de kystes dermoïdes à point de départ vésicaux ou extra-vésicaux ; et chez, la femme,

[1] Les recherches que nous avons faites pour découvrir ce livre ont été infructueuses.

ces kystes dermoïdes extra-vésicaux peuvent dépendre de l'ovaire.

L'attention une fois attirée de ce côté, les observations apparaissent peu à peu ; on reprend les observations anciennes pour les analyser et on fait tout ce qu'il est possible pour mieux observer les cas noûveaux qui se présentent.

Vouloir faire ici l'historique complet de la question serait dès maintenant se condamner à une énumération sèche des observations relatées, pour lesquelles nous préférons renvoyer à l'index bibliographique ou aux traités plus complets en ayant déjà fait mention.

Signalons seulement, comme étapes les traités de Lannelongue et Achard, celui d'Albarran, et celui de Clado sur les tumeurs de la vessie. Ce dernier auteur surtout consacre à la question une étude distincte et plus complète.

Delbet, dans son remarquable ouvrage sur les *Suppurations pelviennes*, n'a pas oublié les kystes dermoïdes du petit bassin, et dans son chapitre « Abcès pelviens ouverts dans la vessie », il fait dans leur dénombrement le décompte des kystes dermoïdes.

Mais pour les besoins de sa cause Delbet n'a nullement besoin de savoir d'où viennent ces kystes, et son travail n'est pas orienté de ce côté.

Clado, seul, essaye de jeter un peu de lumière dans ce chaos d'observations. C'est surtout avec lui que nous discuterons et chercherons une explication. Malheureusement, si Clado discute bien quelques observations en particulier, et s'il paraît avoir assez bien fouillé ces cas pour les classer ensuite, le lecteur impartial voudrait bien trouver quelque part les pièces justificatives, c'est-à-dire les observations, pour lui permettre, sinon de contrôler, au moins de suivre l'interprétation donnée. En effet, Clado ne fait pas, dans son index bibliographique, de chapitre spécial pour cette question; il se contente de nous donner le total des cas de pilimiction et de kystes dermoïdes ouverts dans la vessie, qu'il a pu réunir, et de nous renvoyer aux indications bibliographiques de Lannelongue et Achard.

Or, les indications bibliographiques de ces deux auteurs sont par trop incomplètes; le total donné par Clado n'est pas la somme des observations signalées par ces auteurs, et plusieurs cas qu'on trouve dans Delbet ne sont cités ni dans Lannelongue ni dans Clado.

Voulant aborder l'étude des kystes dermoïdes du petit bassin ouverts dans la vessie, parmi lesquels les kystes dermoïdes de l'ovaire tiennent la plus grande place, nous tâcherons d'établir, dans un premier chapitre, le siège, le point de départ de tous ces kystes du petit bassin pouvant s'ouvrir dans la vessie, c'est-à-dire de savoir quelle est parmi tous ces kystes extra-vésicaux la part qui peut être faite aux kystes de l'ovaire.

Dans un deuxième chapitre, nous étudierons le mécanisme par lequel ces kystes s'ouvrent dans la vessie.

Dans un troisième chapitre, nous aborderons l'étude des considérations cliniques et diagnostiques se rapportant à ces kystes, d'où découleront quelques idées thérapeutiques, qui formeront notre quatrième chapitre.

CHAPITRE PREMIER

LES KYSTES DERMOÏDES OUVERTS
DANS LA VESSIE SONT LE PLUS FRÉQUEMMENT
DES KYSTES DE L'OVAIRE

• Qu'on nous permette tout d'abord de rappeler que l'ovaire est le siège d'élection des kystes dermoïdes. Sur 170 cas, Lebert en compte 129 développés sur l'ovaire. La proportion est, comme on le voit, énorme. Nous faisons d'abord bien remarquer ce point-là, car entrant de suite dans le cœur du sujet et reprenant pour un moment les chiffres de Clado, nous trouvons sur 32 cas de kystes dermoïdes ouverts dans la vessie, 7 kystes ovariens, 7 para-vésicaux, et 18 dont la constatation anatomique n'a pu être faite.

Pourquoi perdre le profit de ces observations non constatées anatomiquement ? En les laissant de côté, ne craignons-nous pas de passer sous silence des formes cliniques fréquentes et d'être égaré dans des considérations thérapeutiques, si on se laisse simplement guider par les cas qui ont été suivis de mort ou par ceux qui ont profité d'une intervention abdominale ?

En retranchant des 18 cas cités ceux observés chez

l'homme, n'avons-nous pas le droit de supposer qu'il y a dans le total restant, des kystes de l'ovaire. Bien mieux, nous affirmons *a priori*, et sans crainte d'être contredit, qu'une partie, une majorité même de ces tumeurs dermoïdes non constatées anatomiquement sont d'origine ovarienne.

Nous croyons pouvoir soumettre toutes ces observations (que nous réunissons sous la rubrique « douteuses », les cas de Clado, les cas de Le Gendre, notre observation personnelle) à la proposition établie par Lebert et que nous avons citée dès le début.

Une objection se présente, cependant, tout de suite à l'esprit contre cette assimilation. Que les kystes dermoïdes de l'ovaire soient plus fréquents que les kystes para-vésicaux, cela ne fait pas de doute, mais que les kystes dermoïdes de cet organe ouverts dans la vessie soient dans la même proportion avec les kystes para-vésicaux vidés dans la cavité vésicale, ce n'est pas la même chose. Il y a un élément de plus qu'il faudrait démontrer identique dans les deux cas, c'est la facilité d'ouverture dans la vessie.

Or, nous le croyons, et par anticipation sur notre chapitre II, nous pouvons d'ores et déjà dire que, seules, l'infection puis la suppuration sont à retenir comme causes essentielles de l'ouverture des kystes dans la vessie.

En conséquence, notre assimilation est fondée et notre proportion applicable.

Mais n'y a-t-il pas dans le petit bassin d'autres organes sur lesquels puisse se développer un kyste dermoïde ?

Ici, la pathogénie de ces formations kystiques intervient. Ce n'est pas le cas de faire l'étude en règle des théories pathogéniques élaborées tour à tour au sujet des kystes dermoïdes, et nous ne pourrions mieux faire que de renvoyer aux ouvrages spéciaux qui traitent de la matière. Nous voulons seulement utiliser les éclaircissements que peuvent nous donner à ce sujet les deux théories actuellement le plus en faveur, j'ai dit : la théorie de l'enclavement, de Verneuil, reprise par Lannelongue, et la théorie parthénogénétique de Mathias Duval et Répin.

Avec Delbet, nous croyons, qu'ici surtout, il faut être éclectique.

Mathias Duval et Répin n'ont nullement l'intention d'expliquer les kystes vésicaux par la parthénogénèse. Pour ces kystes, la théorie de l'enclavement paraît nécessaire et suffisante. Qu'une portion du tégument cutané de l'embryon resté en retard se soit laissé pincer par la fermeture du muscle vésical, nous le comprenons parfaitement. Que cette portion du tégument enclavé soit comprise dans la cavité vésicale ou puisse rester en dehors de cette cavité, c'est encore une hypothèse très vraisemblable.

En effet, les kystes vésicaux, tout comme les kystes para-vésicaux, existent et ont été constatés anatomiquement. Mais avouons tout de suite que les kystes para-vésicaux n'ont aucune raison d'être plus nombreux que les kystes vésicaux eux-mêmes.

Quant aux kystes dermoïdes de l'ovaire, dont nous faisions au début remarquer la fréquence, ils s'expliquent beaucoup mieux par la théorie parthénogénétique. La supériorité de cette théorie est indiscutable dans presque tous les cas. Seules, les productions dermoïdes développées avant la période de la puberté ne peuvent relever de cette pathogénie. Mathias Duval et Répin apportent à leur théorie des arguments convaincants : la constatation anatomique du point d'insertion d'un kyste exactement à la place d'un ovule et l'explication dès lors toute simple des cas où on a rencontré des embryons ou parcelles d'embryon dans la cavité d'un kyste dermoïde.

Cette théorie rend parfaitement compte de la fréquence des kystes dermoïdes de l'ovaire. Elle s'accorde avec la statistique et avec cette autre notion clinique que les cas de pilimiction sont beaucoup plus fréquents chez la femme que chez l'homme. Pour ne donner qu'un exemple, sur 14 cas de pilimiction, coïncidant avec une tumeur du petit bassin, rapportés par Lannelongue et Achard, 12 ont été relatés chez la femme.

Quant aux productions dermoïdes du ligament large, cette théorie les fait relever d'ovaires supplémentaires, et elle rattache par un pédicule actuellement rompu les productions dermoïdes du petit bassin sans connexion avec l'organe producteur.

Une troisième théorie, qui mérite doublement notre respect, une théorie lyonnaise, celle de M. le professeur Bard, fait relever ces productions dermoïdes de cellules *indifférentes*, cellules *nodales*, ayant oublié d'évoluer et qui, à un moment donné, sous une influence quelconque, s'épanouiraient en un bouquet épithélial. Cette théorie est bien séduisante par la façon simple dont s'expliquent dès lors les productions *variées*, mais toujours *collatérales*, qu'on retrouve dans les kystes dermoïdes.

Et, certes, si cette théorie n'est pas encore admise, ayant cela de commun avec les autres, c'est que, dans l'état actuel de la science, bien téméraire serait celui qui voudrait affirmer de quel côté feront pencher la balance, les recherches de l'avenir.

Nous n'avons, du reste, insisté sur ces théories pathogéniques, que pour pouvoir envisager les formes cliniques qui peuvent exister, et déduire des considérations thérapeutiques qui auraient pu être erronées, si l'on n'avait eu pour tabler que des observations suivies d'autopsie ou des cas dans lesquels on était intervenu par la voie abdominale.

CHAPITRE II

PAR QUEL PROCESSUS CES KYSTES S'OUVRENT-ILS DANS LA VESSIE ?

Pour s'ouvrir dans la vessie, il va sans dire que la première condition nécessaire à un kyste de l'ovaire est la contiguïté. S'agit-il d'un petit kyste, elle sera réalisée par sa position antérieure; s'agit-il d'une tumeur volumineuse, elle sera toujours facilement obtenue. Ici aucune notion anatomique nécessaire; pas d'aponévrose pour drainer le pus en tel ou tel endroit comme pour les abcès.

Trois processus différents peuvent expliquer l'ouverture d'un de ces kystes dans la vessie :

1° L'expulsion simple, par suite de pénétration, vers le point de moindre résistance. C'est ainsi que les kystes hydatiques du foie agissent vis-à-vis de la cage thoracique et du poumon. Mais disons tout de suite que le kyste dermoïde n'a pas la même force d'expansion que le kyste hydatique, et qu'enfin ici les conditions anatomiques ne sont plus les mêmes, qu'au niveau du diaphragme. Un seul cas, signalé par Gluge (encore est-il douteux comme origine), nous force à parler de ce mécanisme.

2º Un second processus que nous ne pouvons passer sous silence est celui de la dégénérescence de la tumeur et envahissement par voie d'approche. L'observation d'Himmelfarb *(Centralblatt für Gynæcologie,* 1886) est très caractéristique à ce point de vue. On sent, d'autre part, avec quelle facilité ces kystes dermoïdes dégénèrent en tumeurs malignes. Les observations n'en sont pas rares. Et, d'autre part, la dégénérescence de la tumeur n'altérant en rien les éléments dermoïdes, on a, comme dans le cas d'Himmelfarb, des urines contenant des produits dermoïdes qui facilitent de suite la diagnose.

Mais ces deux processus ne sont que des processus d'exception. Aussi n'est-ce que pour être complet que nous les avons signalés.

3º Les conditions nécessaires à l'ouverture d'un kyste dermoïde dans la vessie sont l'inflammation du kyste, la création d'adhérences avec la paroi vésicale, la suppuration, et forment le troisième mode d'ouverture des kystes dermoïdes dans la vessie.

L'infection du kyste, tel est le point de départ des accidents. Et alors, à quoi rattacher cette infection?

Manzold croit à la suppuration spontanée des kystes dermoïdes par les agents chimiques. Une substance irritante provoquant la suppuration, serait produite par le contenu du kyste. Les cas assez nombreux dans lesquels des kystes dermoïdes, longtemps tolérés et méconnus, commencent à devenir douloureux et à provoquer des phénomènes d'inflammation de voisinage paraissent plaider en faveur de cette hypothèse.

Dans une de nos observations (obs. Greenhalgen),

.l'infection paraît avoir eu pour cause une ponction né-
cessitée par la dystocie créée par ce kyste au cours d'un
accouchement.

Dans quatre de nos observations, il s'agit à peu près
sûrement d'une infection post-partum (obs. Larrey,
Hamelin, Linton, Humphrey).

D'ailleurs, pour l'étude de ce processus, nous pouvons tirer parti de tous les cas de suppuration des kystes
dermoïdes de l'ovaire.

Bouilly, dans *la Gynécologie*, juin 1896, est d'avis
que ce mode d'infection joue un rôle important. L'infection se fait-elle par voie tubaire, par voie sanguine,
par voie lymphatique ? Il est difficile, pour ne pas dire
impossible, de l'établir. En tout cas, dans un fait rap-
porté par Bouilly (obs. II), l'idée vient tout de suite de
rattacher les phénomènes d'infection du kyste à l'accouchement qui avait eu lieu un mois auparavant.

On ne doit pas oublier non plus le rôle possible des
maladies infectieuses générales. Celles-ci semblent
pouvoir fournir les éléments nécessaires à l'infection
d'un kyste jusqu'alors ignoré. Werth a enlevé un kyste
dermoïde de l'ovaire gauche contenant un pus clair dans
lequel l'examen fit reconnaître une culture de bacille
typhique.

CHAPITRE III

CONSIDÉRATIONS CLINIQUES ET DIAGNOSTIQUES

Ce n'est pas ici le cas de faire l'histoire clinique des productions dermoïdes de l'ovaire. Qu'on nous permette de renvoyer aux mémoires et travaux spéciaux de Le Sourd (thèse de Paris, 1893) et Julhiet (thèse de Lyon, 1894), et de rappeler que ces kystes peuvent avoir une période de tolérance très longue, un volume ordinairement restreint d'une orange à une tête d'enfant, des arrêts et des périodes stationnaires dans leur développement.

Nous ne prendrons leur histoire qu'à l'occasion de leur suppuration ou de leur dégénérescence, seuls processus qui nous intéressent pour la complication que nous étudions : l'ouverture du kyste dans la vessie.

La suppuration est un accident de la période génitale, alors que la dégénérescence n'est guère à soupçonner qu'après la ménopause. Nous ne nous arrêterons pas à ce dernier mode de déhiscence du kyste dans la vessie, lequel est dépourvu de tout intérêt thérapeutique et n'offre qu'une curiosité pathologique.

I. — Un kyste dermoïde vient-il à s'infecter et à suppurer, il détermine plus ou moins de phénomènes. Bien des fois, la présence du kyste dermoïde et son infection n'ont été révélées que par l'apparition dans les urines de produits dermoïdes, à la grande stupéfaction du malade.

Quelques lancées pelviennes, quelques poussées fébriles, une constipation persistante, une légère douleur lors des mictions. tels ont été, dans bien des cas, les seuls symptômes présentés par la malade jusqu'au jour où le corps du délit est apparu dans les urines. Que ces symptômes réunis, douleur, fièvre, pollakyurie présentent des alternatives d'exacerbation et de calme pendant un assez long temps, un à deux mois comme dans l'observation de Le Gendre, et nous aurons une forme assez bien caractérisée comme début : la forme à poussées successives.

De la forme insidieuse, forme la plus fréquente, à la forme à début dramatique de l'hématocèle pelvienne, ou du kyste ovarien tordu sur son pédicule, tous les degrés peuvent se rencontrer.

Ici, une femme prise, en pleine santé, de violentes douleurs dans le bas-ventre, de phénomènes généraux graves, vomissements, altération du facies, pouls assez rapide. mais toujours en concordance avec la température, laquelle ne tarde pas à s'élever à 39 et 40 degrés, météorisme abdominal avec douleur exagérée par la pression dans une des fosses iliaques.

Par ailleurs, c'est l'adynamie qui occupe le premier plan. Tel est le cas de Le Gendre dans lequel le diagnostic de fièvre typhoïde fut posé.

Qu'il s'agisse d'une forme ou d'une autre, le diagnostic est, en effet, très difficile à cette période. Que les symptômes signalés dans la forme insidieuse ou dans la forme à poussées successives se déclarent chez une accouchée de la veille, on voit d'ici toutes les hypothèses qu'on fera avant d'arriver à celle de kyste dermoïde suppuré de l'ovaire.

Quant à la diagnose de la forme à début dramatique, elle est à faire, évidemment, et avec l'hématocèle rétro-utérine, et avec la torsion du pédicule d'un kyste de l'ovaire, et avec une suppuration, telle que appendicite, salpingite. Ce n'est pas à dire que ce diagnostic soit impossible, très difficile même, loin de là ; mais on voit à combien d'affections plus courantes on s'arrêtera avant de songer seulement à l'infection d'un kyste dermoïde ovarien préexistant.

II. — Le kyste s'ouvre, il y a « vomique » vésicale. C'est le cas d'employer ce terme, lorsqu'on se trouve en face d'une véritable irruption du contenu du kyste dans la vessie : sensation d'effort vaincu, violent besoin d'uriner, miction d'une quantité de pus, dense, épais, ainsi que cela est arrivé dans le cas de Le Gendre.

Cette déhiscence du kyste peut, au lieu de se faire à grand fracas, arriver sans bruit.

Toutefois, y a-t-il eu auparavant des phénomènes généraux graves, on voit dès lors survenir un amendement brusque : la fièvre tombe, les douleurs s'apaisent. Au vu de cette crise, on peut affirmer que le kyste s'est ouvert dans une cavité naturelle : vessie, rectum, vagin. Ce serait dans la vessie, d'après Delbet, que cette ouverture se produirait le plus souvent. Sur 32 cas de kystes ouverts spontanément, 16, d'après cet auteur, se sont fait jour par cette voie.

Comme symptômes prémonitoires pouvant donner l'éveil sur l'imminence de la rupture du kyste, il convient d'insister sur l'apparition des phénomènes urinaires (fréquence et douleur des mictions), ou sur leur exagération s'ils existaient déjà.

Portant maintenant notre attention du côté des urines, nous leur reconnaissons de suite des caractères spéciaux : aspect louche, boueux même, odeur putride, dépôt très marqué renfermant au milieu de matière sébacée des poils libres, isolés ou roulés en touffes, quelques petits graviers, voire même de gros calculs phosphatiques au centre desquels on découvre un ou plusieurs poils.

Les poils présentent souvent cette disposition tout à fait spéciale, d'être roulés en touffes. Ils rappellent des mèches de cheveux coupés et sont généralement courts : 2 à 3 centimètres. On en a rencontré de plus longs, semblables à de longues flammèches de cheveux de femme. On a signalé des dents isolées ou formant le centre d'un calcul. La suppuration une fois établie, des lambeaux de la paroi interne du kyste se détachent et, pour être expulsés, suivent la même voie.

Les urines ne peuvent présenter de tels caractères sans qu'il y ait concomitamment des phénomènes de cystite : mictions fréquentes et douloureuses, hématuries.

C'en est assez pour compliquer le diagnostic, d'autant plus que tel ou tel symptôme peut exister seul, ou dominer au point de masquer les autres.

Dans tels cas, c'est le phénomène pilimiction qui seul est constaté ; ailleurs, la malade offre tous les symptômes de la calculose et, pour nous en tenir à ce simple diagnostic, nous apporte deux ou trois calculs, produits d'une miction.

Devant le groupement symptomatique suivant : mictions douloureuses et fréquentes, hématuries, pyurie, qui ne renverrait sa malade avec un traitement de cystite ? Étant donné surtout que, chez la femme, vouloir toujours chercher la cause à une infection vésicale, c'est se condamner d'avance à l'impossible.

Pratique-t-on le toucher chez une femme présentant cette triade symptomatique, c'est à s'y méprendre encore.

Le kyste est venu s'ouvrir dans le bas-fond vésical, comme c'est le cas dans notre observation ; le doigt introduit dans le vagin perçoit une induration de la base de la vessie qu'on rapporterait sans hésiter à une tumeur vésicale, néoplasme, s'il fallait préciser. Il est certain que la présence de produits dermoïdes seuls s'explique parfaitement par un kyste vésical, et que chacun des autres symptômes est passible, non pas d'une autre interprétation, mais impose de prime abord un diagnostic tout autre que celui de kyste dermoïde de l'ovaire ouvert dans la vessie.

Ceci dit pour montrer les erreurs que fait faire un examen superficiel et mettre en lumière l'importance du toucher intra-vésical. Seul, ce mode d'examen, pratiqué sous anesthésie après dilatation urétrale, permet d'éliminer une affection vésicale et de faire reconnaître l'orifice par lequel le kyste s'est ouvert dans la vessie,

et de placer en dehors de cette cavité le point de départ
du mal.

Cet examen doit être pratiqué avec méthode ; il doit
être combiné tour à tour avec la palpation abdominale
et le toucher vaginal. S'agit-il d'une tumeur volumineuse, la pression sur celle-ci à travers la paroi abdominale du vagin fait sourdre par la sonde introduite
dans la vessie, du pus et des produits dermoïdes.

L'introduction du doigt dans la poche kystique doit
être faite dans ce même but et parfaire le diagnostic.
On pourra, dans bien des cas, associer avec avantage
à cette méthode celle de l'endoscopie, si le toucher ne
suffisait pas.

Toutes ces manœuvres exploratrices doivent concou-
rir à fixer troits points :

1° L'existence d'une tumeur extra-vésicale ;

2° la présence dans celle-ci d'éléments dermoïdes ;

3° La communication du kyste avec la cavité vésicale.

Pousser le diagnostic plus loin et chercher à savoir
si l'on est en présence d'un kyste paravésical ou d'un
kyste de l'ovaire est chose impossible par cette voie, et
outre qu'il ne présente pas grand intérêt pour l'esprit,
il n'offre pas grand profit au malade.

III. — Quelles sont, maintenant, les suites de cet
accident ? Est-il bénin ou favorable même ? Assistons
au dépouillement de nos observations.

Retranchons d'abord deux cas de mort par affection
intercurrente (obs. I et IV), nous avons trois cas avec
intervention par voie abdominale (obs. IX, XVI et

XIX), dont un avec succès (Pincus), un suivi de mort
(Knowley Thomton), et un dont nous ignorons les
résultats (Tuffier).

Nous laissons de côté l'observation de Larrey, avec
opération atypique suivie de guérison.

Il nous reste un cas de taille vaginale suivie de guérison, mais à longue échéance (obs. XVII), et un cas
d'intervention probablement vaginale (?) (Duncan et
Leuton, obs. XVIII), mais dont les suites sont incon-
nues.

Les autres observations se décomposent ainsi : trois
morts par rupture dans le péritoine (obs. II, VII et X),
une par cystite calculeuse (obs. V), deux par rétention
et septicémie (obs. VI et VIII).

Toutes les autres (obs. XI, XII, XIII, XIV, XV
et XX) comportent des guérisons, sans intervention
méritant réellement ce nom.

D'une façon générale, l'ouverture du kyste dans la
vessie étant faite, sauf le phénomène de cystite, qui
d'ailleurs cède rapidement au traitement, tout va bien.
L'ouverture étant large, la cavité étant bien drainée, le
kyste se comporte comme un abcès, lequel tend toujours à se tarir et à ne déterminer aucun phénomène
tant qu'il n'y a pas de rétention. Les parois de la poche
et les éléments y contenus s'éliminent.

Peu à peu, la poche se comble et le malade paraît
guéri, sans avoir eu d'intervention méritant vraiment
ce nom.

C'est ce qui s'est passé dans la plupart des cas de
tumeurs dermoïdes, non constatées anatomiquement.

Par contre, l'orifice d'ouverture du kyste est-il trop

étroit, son obturation est à la merci d'un produit dermoïde quelconque, par suite, rétention et nouvel accès
de fièvre.

Signalons un autre cas : le point de rupture du kyste
est au niveau du bas-fond vésical, c'est-à-dire que le
niveau du kyste est plus bas que celui de la cavité vésicale. Le drainage se fait mal, l'infection reprend ou
continue de plus belle. La mort peut survenir, au
bout d'un temps plus ou moins long, par septicémie.

Enfin, l'écoulement du contenu kystique se faisant
mal, il est non moins fréquent d'assister à une nou-
velle rupture, la rupture dans le péritoine, dans le
vagin, dans le rectum. La rupture dans le péritoine ne
comporte pas une évolution parallèle du côté des
cavités viscérales. Mais la coexistence de l'ouverture
dans le vagin ou dans le rectum, en même temps que
dans la vessie, n'est pas rare. Ce sont alors de véritables
clapiers, qu'il est bien difficile de drainer et d'asep-
tiser.

Aussi, le malade ne résiste guère à ces traumatismes
multiples ; cependant, il ne faudrait pas croire que dans
tous les cas tout espoir soit perdu ; l'organisme a,
chez certains individus, un tréfonds de ressources bien
fait pour surprendre, surtout si ces ressources sont
secondées par une thérapeutique appropriée.

CHAPITRE IV

CONSIDÉRATIONS THÉRAPEUTIQUES

La conduite à tenir en présence d'un kyste dermoïde ouvert dans la vessie, paraît, *a priori*, être la suivante : s'assurer par le toucher intra-vésical du libre écoulement du contenu du kyste dans la vessie ; réaliser l'évacuation constante de la cavité vésicale, en plaçant une sonde à demeure. Le kyste doit être considéré comme un abcès.

Il y a cependant une indication de plus : l'ablation des produits dermoïdes, autant que le doigt introduit dans la vessie et dans la poche permet d'en constater. Cette ablation se fera par voie urétrale, après dilatation préalable de l'urètre.

C'est la conduite qui fut adoptée, et avec plein succès, par notre maître M. Bérard, dans la clinique de M. le professeur Poncet, à propos du cas dont il a bien voulu nous communiquer l'observation. Lors de la présentation des pièces à la Société des sciences médicales (séance du 11 avril 1900), M. Bérard insistait sur ce mode d'extraction par les voies naturelles. « Cette extraction fut faite, dit-il, avec une petite tenette à calculs, sans trop de déchirure de l'urètre et sans hémorragie appréciable. » Ce ne sont là, effet, deux complications assez difficiles à éviter, comme dans toute opération où le doigt sert seul de guide. C'est assez dire qu'il faut de l'habileté, de la prudence et une éducation sûre du toucher.

En dehors de cela, cette méthode est sûre et parfaite, quand nous aurons dit, comme nous l'a fait remarquer M. Bérard, qu'une légère et passagère incontinence d'urine peut suivre la dilatation de l'urètre.

Telle fut aussi la conduite adoptée dans la majorité de nos observations, mais ce ne fut pas toujours avec le même succès.

Nos observations ne sont pas assez nombreuses pour établir une thérapeutique fondée. Mais nous pouvons raisonner par analogie et tirer parti de tous les cas d'abcès pelviens (génitaux) et appendiculaires ouverts dans la vessie.

Parlant spécialement des kystes dermoïdes ouverts dans la vessie, Hermann est nettement abstentionniste et croit que ces kystes une fois évacués peuvent très bien guérir tout seuls. L'ouverture se faisant largement et se faisant à la partie supérieure de la vessie, la guérison peut survenir sans longueur ni complications.

Par contre, l'orifice de communication du kyste et de la vessie n'est pas toujours suffisamment large ; bien des fois il tend à se rétrécir avant terme, c'est-à-dire avant que la poche ne soit tarie. Quelquefois l'ouverture du kyste se fait dans le bas-fond vésical, et alors, malgré la sonde à demeure, l'urine s'épanche dans la poche.

Enfin l'évolution de ces suppurations n'est-elle pas cliniquement d'une persistance désespérante, qui ne peut que mettre la malade en état de moindre résistance ? Et comme suite à cette cystite persistante, n'y a-t-il rien à craindre pour l'urétérite et la pyélite ascendante ?

Aussi Delbet n'est-il pas loin de souscrire à cette appréciation de Waker : « L'évacuation du pus par la vessie et le rectum n'est pas une véritable ouverture, et, tôt ou tard, il est nécessaire d'inciser les abcès. »

Sans aller jusque-là, nous croyons que l'ouverture spontanée du kyste dans la vessie est suffisante dans bien des cas, surtout lorsqu'il s'agit de kystes de petit volume, dont la déhiscence a été large et franche.

Toucher intra-vésical ; ablation des produits dermoïdes pouvant entretenir la suppuration ou déterminer des phénomènes de cystite calculeuse, avec pinces, tenettes, etc. ; lavages vésicaux antiseptiques ; sonde à demeure ; telle est, en deux mots, la règle qu'on doit suivre dès le début.

Se trouve-t-on en présence des trois ou quatre indications signalées tout à l'heure, il faut intervenir plus largement. Par quelle voie, Hermann, dans son observation, raconte qu'il a pratiqué la taille vaginale et a, par cette voie, agrandi l'orifice du kyste. Mais il a été obligé de recommencer deux fois, et ce n'est qu'après un temps long qu'il a pu enregistrer la guérison.

Nous ne serions plus guère partisan de la cystostomie abdominale chez la femme, laquelle ne donne que peu de jour et ne permet pas d'assurer un drainage parfait. D'autre part, il faut encore agrandir l'orifice de la poche, et celle-ci peut être adhérente à la vessie par une surface restreinte.

L'écoulement de la poche purulente se faisant mal, une véritable tumeur existant par suite de la rétention, nous ne serions pas loin de préconiser la voie vaginale, si ces collections purulentes n'avaient, en général, une situation antérieure par rapport à l'utérus, qu'elles repoussent dans le cul-de-sac de Douglas.

Cette considération restreint énormément le champ de la voie vaginale. Elle est applicable cependant dans certains cas, mais son application exige une tumeur encore tendue, et secondement abordable par le cul-de-sac postérieur. Tel était le cas dans l'observation XVIII (Lenton).

Reste la voie abdominale ; l'ouverture du kyste et sa marsupialisation est une thérapeutique rationnelle, chaque fois que le kyste a, par son volume, une évolution abdominale. Mais ce n'est point encore là une opération remplissant toutes les indications et qu'on peut qualifier de radicale. Ce n'est encore qu'un pis aller.

Un seule chose logique *a priori*, c'est l'extirpation, la libération des adhérences avec la vessie et la suture vésicale. Cette opération a été pratiquée par Pincus, et lui a donné un succès. Pareille voie fut adoptée par Knowley-Thomton, mais, dans ce cas, les adhérences furent telles que le chirurgien n'eut d'autre ressource que d'abandonner son extirpation.

Nous n'avons pas de détails sur l'opération pratiquée par Tuffier sur la malade de Legendre.

Mais on voit d'ici avec quelle prudence il va falloir agir, et au prix de quelles difficultés on doit arriver à libérer le kyste de ses adhérences, non seulement avec la vessie, mais encore avec les intestins, l'utérus, adhérences qui suivent fatalement l'infection et la suppuration du kyste.

Que de doutes n'a-t-on pas le droit d'avoir au sujet de la suture vésicale ?

Il est certain que tous les jours on extirpe par voie abdominale des salpingites suppurées, mais on n'a pas à envisager dans ces cas la question de la suture vésicale. Nous savons bien qu'au cours d'une hystérectomie il n'est pas rare de blesser la vessie et que la suture de cet organe n'est pas un contre-temps bien redoutable, mais peut-on comparer une suture dans des tissus sains à celle faite dans des tissus malades? Nous savons que si la perte de substance vésicale est trop grande, il est facile, avant l'opération, de s'en rendre compte par le toucher intra-vésical et que, dans ces cas, on ne tentera pas pareille opération. Nous n'avons pas à rappeler au chirurgien, qu'après l'ouverture du ventre, il ne perdra pas sa réputation à reculer devant une opération radicale, si cette opération présente trop de difficultés.

Et ceci d'autant plus que la masurpialisation de la poche lui reste encore en ce moment.

Hâtons-nous de dire pour terminer, que dans ces cas d'incision abdominale avec marsupialisation, on peut hâter la guérison de la poche par la pratique d'une contre-ouverture (drainage abdomino-vaginal), qui pourrait être faite dans le cul-de-sac antérieur.

———————————

OBSERVATIONS

OBSERVATION I

Le Dr Hamelin, comté de Grune, état de New-York, a communiqué au professeur et sénateur Mitchill, l'observation d'une femme qui mourut de septicémie puerpérale, vingt-deux jours après l'accouchement à terme d'un enfant mort.

A l'autopsie, on trouva près de l'ovaire droit, une tumeur du volume d'un œuf de poule, adhérente à la vessie, qui contenait une matière épaisse et fétide, mêlée de cheveux. Cette tumeur s'étendait dans la cavité de la vessie, et les cheveux naissaient de la membrane interne qui couvrait cette tumeur.

OBSERVATION II

(Edvard Philipp, tirée du mémoire de Rayer.)
Une femme âgée de trente ans, ayant éprouvé dans sa jeunesse de la dysurie, éprouve des symptômes évidents d'inflammation de la vessie ; en l'examinant,

on constate la présence d'une tumeur s'étendant de la face inférieure du foie vers l'ombilic ; symptômes de péritonite. Mort.

A l'autopsie, on trouve une tumeur enkystée, développée dans l'ovaire droit, contenant une matière crémeuse et une touffe de cheveux. Ce kyste communique par trois ouvertures avec la vessie, dans laquelle on trouve une dent incisive et une portion d'os ressemblant à une portion d'alvéole.

OBSERVATION III

(Larrey)

Une femme de trente-trois ans a eu trois grossesses. Quelques jours après sa troisième couche, elle ressentit dans la région iliaque gauche une douleur vive et, bientôt après, une apparence de tumeur mobile, du volume d'un œuf. Ces premiers accidents disparaissent, la malade reprend ses occupations, et, au bout de deux mois, la tumeur, qui avait augmenté, fait naître de nouvelles poussées inflammatoires.

Traitée par les sangsues, les topiques, la santé générale se rétablit, lorsque la tumeur fit naître un nouvel accès d'inflammation et s'ouvrit à travers la paroi abdominale, sur la ligne blanche, un peu au-dessous de l'ombilic. Du pus sanieux, jaunâtre, fétide s'écoule, puis est remplacé par une mèche de cheveux et enfin par un liquide urineux.

Larrey pratique alors l'opération suivante : il agrandit la fistule de 3 centimètres, ce qui lui permet de suivre la mèche de poils et d'arriver à une tumeur dure, pédiculée, mobile, qu'il détache. Ayant élargi l'ouverture du kyste où il était entré et prolongé son incision jusqu'au voisinage du pubis, M. Larrey découvrit une fistule vésico-abdominale qu'il agrandit, et mit à nu un gros calcul qu'il saisit et retira sans difficulté.

La tumeur ressemble à une portion de cuir chevelu ratatiné, et les poils qui la surmontent ont une longueur de 12 à 13 centimètres. Par la base du calcul, qui était tourné du côté du kyste, sortent des poils en assez grand nombre, chargés de matières calcaires. Le pédicule pileux passait par l'ouverture de communication du kyste avec la vessie et venait s'implanter sur la tumeur fibreuse.

Les suites de l'opération furent heureuses et la malade guérit malgré le développement d'une variole confluente vers le quinzième jour.

OBSERVATION IV

(Lée, *Med.-chir. Trans.* vol. XLIII.)

Femme de vingt-huit ans, un enfant. Cinq ans auparavant, elle souffrait d'une douleur abdominale sensible et douloureuse, avec des faiblesses. L'urine contenait d'énormes quantités de pus. Des cheveux et des morceaux d'os furent aussi trouvés dans l'urine. Lavage de la vessie.

La malade devint enceinte et mourut d'éclampsie.
L'autopsie montra un kyste dermoïde de l'ovaire gauche ouvert dans la vessie.

OBSERVATION V

(Seutin, *in* Wœlle, *Ueber der Perforation der Blase durch dermoïd kystum des Ovarium.)*

Femme de cinquante-huit ans. Deux calculs dont l'un contenait une dent. A l'autopsie, kyste dermoïde de l'ovaire gauche ouvert dans la vessie.

OBSERVATION VI

(Marshall, *Archives générales de médecine*, 1828.)

Veuve de quarante ans, multipare. Depuis cinq ans, douleurs abdominales fréquentes, rétention d'urines alternant avec le passage de graviers et de morceaux d'os. Mort.

Autopsie : Les deux ovaires sont réunis et forment une tumeur qui masque l'utérus.

OBSERVATION VII

(Greenhalgh, *Lancet*, 26 novembre 1870.)

Femme de vingt-huit ans ; deux enfants. Le deuxième accouchement était arrêté par une tumeur qui remplissait la cavité sacrée et s'opposait au passage de la tête. Cette tumeur fut ponctionnée et on en retira une matière caséeuse.

Les symptômes vésicaux commencèrent et continuèrent jusqu'à la rentrée de la malade à l'hôpital. Alors, il sortait des cheveux et du pus par l'urètre. Il y avait une masse solide dans la région supra-pubienne et à l'ombilic une fistule par laquelle s'échappait le pus, l'urine, et l'eau injectée dans la vessie. Lavage de la vessie ; dilatation de l'orifice ombilical ; mort.

A l'autopsie, on trouve un kyste de l'ovaire droit contenant des cheveux, des os, et communiquant avec l'ombilic, la vessie, le rectum et le péritoine. La péritonite avait été la cause de la mort.

OBSERVATION VIII

(Ruge, *Verhand. der Ges. für Geb in Berlin*, 1846.)

Femme de quarante-six ans, deux enfants et deux fausses couches. Troubles urinaires, fièvre, perte des forces, deux ans avant qu'elle se mette sous les soins de Ruge. Plusieurs paquets sont enlevés de la vessie et on soupçonne un calcul.

L'opération entreprise pour enlever le calcul par l'urètre montre que le calcul n'existe pas, mais permet de trouver un orifice qui conduit dans une cavité si profonde que le doigt ne peut l'explorer. La malade meurt vingt-quatre heures après.

Autopsie. — Kyste de l'ovaire gauche, du volume

du poing, contenant du pus, des masses graisseuses, et communiquant avec la vessie par un canal sineux. Le kyste communiquait aussi avec l'intestin grêle, mais l'opinion de Ruge est que cette ouverture a été faite pendant l'autopsie. Un kyste semblable existait dans l'ovaire droit.

OBSERVATION IX

(Pincus, *Fortschritte der Medizin*, 1883, p. 781.)

Perforation de la vessie par un kyste dermoïde.

Une femme de vingt-sept ans présente, derrière la paroi abdominale antérieure, une tumeur arrondie, fluctuante, s'étendant jusqu'à l'ombilic. Grâce à la pression, on faisait écouler par une sonde introduite dans l'urètre un liquide purulent et d'odeur fétide.

Agrandissement de l'orifice de communication vésicale avec le doigt indicateur, introduit par l'urètre dilaté. Lavage à l'eau salicylée, constatation d'une seconde tumeur. Quelques semaines après, douleurs très vives et troubles urinaires. Laparatomie.

Tumeur grosse comme une tête d'enfant, adhérente au péritoine, à la paroi abdominale antérieure, à la vessie et à l'ovaire par un pédicule solide. Rupture du kyste à son point d'adhérence avec la vessie. Suture de la vessie. Lavage de la cavité abdominale avec solution d'acide salicylique. Le kyste contenait des cheveux et des dents bien développés. La guérison fut complète, malgré des complications de suppuration abdominale, formation d'abcès de la paroi.

OBSERVATION X

(Himmelfarb, *Centralblatt für Gynæcologie*, 1886, p. 567.)

Marie G..., cinquante-cinq ans, tumeur abdominale assez volumineuse. Fluctuation ; matité à la percussion du côté droit. (Suit une assez longue description de l'état de la malade au point de vue des autres organes.)

Du côté de la vessie, l'émission des urines est difficile et quelque peu douloureuse.

Evacuation de l'urine avec la sonde. Cette urine est couleur chocolat, épaisse, et contient quantité de petits corps jaunes.

(D'après les renseignements fournis par la malade, les urines auraient eu ces caractères depuis les quatre dernières semaines.)

Quelques minutes après l'évacuation de la vessie, la sonde est de nouveau introduite, et on retire de nouveau une petite quantité de cette même urine décrite plus haut.

La sonde étant maintenue dans la vessie, la pression simultanée d'un doigt introduit dans le vagin et de la main placée sur l'abdomen détermine l'issue par la sonde de ces mêmes petits corps jaunes et d'autres corpuscules sanguins ainsi que de la matière caséeuse.

La malade meurt au troisième jour de son séjour à l'hôpital.

Le diagnostic clinique est : kyste dermoïde de l'ovaire (droit?) atteint de dégénérescence et ouvert dans la vessie.

L'autopsie vérifie de tout point le diagnostic clinique. On trouve un kyste contenant des cheveux enroulés, et une grosse masse de ces mêmes cheveux et de matière caséeuse de la grosseur d'une tête d'enfant.

L'ovaire gauche présentait aussi un kyste dermoïde de la grosseur d'une pomme.

La malade était morte de péritonite.

Suivent maintenant les observations dont la constatation anatomique n'a pas été faite et le point d'attache nullement précisé, mais qui nous ont paru ne pas pouvoir être rejetées et disjointes de la question qui nous occupait.

OBSERVATION XI
(Abernethy, Lettre de Lawrence cité par Lee.)

Lithotomie suivie de formation de calcul avec cheveux échappés de l'ovaire dans la vessie, et sortant spontanément par l'urètre.

OBSERVATION XII
(Le Dentu.)

Femme de vingt-cinq ans. Abcès à la partie latérale droite de la vulve. Troubles urinaires. Expulsion de

poils avec l'urine Exploration après dilatation de l'urètre. Le doigt rencontre à la partie latérale gauche de la
vessie l'orifice d'un trajet inaccessible. A la suite issue
de poils.

OBSERVATION XIII

(Humphrey, *The Lancet*, 1864.)

Femme de trente-huit ans. Douleurs dans le côté
gauche du ventre depuis sept ans. Signes de calculs
depuis son dernier accouchement. Extraction de frag-
ments d'os, de dents et de cheveux ; deux ans plus
tard, après dilatation de l'urètre, le doigt, introduit
dans la vessie, pénètre dans un sac communiquant avec
la vessie, vers le côté gauche.

Extraction d'une pierre contenant des poils.

L'orifice de communication du kyste avec la vessie
était suffisant pour admettre le doigt.

Guérison.

OBSERVATION XIV

(Blackmann, *Americ. J. of med. Sc.*,
janvier 1889, p. 49.)

Femme de trente-six ans, mariée à douze ans. Stérile
à vingt et un ans ; douleurs et treize mois d'aménor-
rhée. Expulsion de cheveux par la vessie. Pendant plusieurs années, elle souffre d'irritabilité vésicale et perd
de l'urine par le rectum.

A vingt-six ans, extraction d'un calcul phosphatique

développé autour d'une dent. Un an après, extraction d'un calcul semblable. A trente ans, un autre encore. A trente-trois ans, on trouve un calcul fixé dans une ouverture à peine suffisante pour admettre la pointe de l'index, à la partie inférieure gauche de la vessie.

A partir de ce moment, l'urine ne passe plus par le rectum. Quelques mois plus tard, expulsion de cheveux incrustés de matière calcaire. Quelques symptômes de calculs. Suite inconnue.

OBSERVATION XV
(Fuller, *Path.*, vol. XXI.)

Femme de cinquante ans, deux enfants en bonne santé. A trente-trois ans, plusieurs crises avec hémorragie utérine. On constate alors la présence d'une umeur dans la région hypogastrique gauche. Peu après, l'urine commença à contenir du pus, mais, sauf cela, la malade reste bien portante jusqu'à quarante-sept ans. Alors la quantité de pus augmente et la malade présente des symptômes fébriles. Une tumeur molle, du volume du doigt, fut trouvée dans le vagin, juste derrière le clitoris, et l'urine contenait de la matière sébacée. La pression du doigt permettait de vider la tumeur. Des cheveux et de la matière caséeuse furent d'abord expulsés; après cela, la tumeur ne s'est jamais remplie de matières solides.

OBSERVATION XVI

(Knowley-Thomton, *Trans. of the Obs. Soc. of London*,
1885). — Cité dans une discussion.

Kyste dermoïde ouvert dans la vessie. Tentative
d'ablation par laparatomie, impossible.
Mort au bout de quelques semaines.

OBSERVATION XVII

(Hermann, *Trans. of the Obst. Soc. of London*,
1885, p. 272.)

Femme de trente-quatre ans, entrée à London Ho-
pital le 22 novembre 1883. Réglée à quatorze ans.
Mariée à vingt-trois. Onze enfants et trois fausses couches. Le dernier enfant est né à sept mois.

La maladie actuelle a commencé il y a trois
semaines ; elle remarqua qu'alors son urine était
comme du lait et devenait comme de la cire en se refroi-
dissant. Douleurs, brûlure dans la miction. A l'examen,
on sent une tumeur au milieu de l'abdomen, s'élevant
au-dessus du bassin, plus près de l'ombilic que du
pubis. Sensibilité dans la région hypogastrique. Par le
vagin, on sent la tumeur en avant de l'utérus, séparée
du col par un sillon. L'utérus n'est pas absolument
fixé. Les mouvements du col ne se communiquent
pas à la tumeur. L'urine contenait du pus et des
matières grasses.

Lavage quotidien de la vessie à l'eau phéniquée.

4 décembre. — Dilatation de l'urètre ; exploration digitale de la vessie. Dans la paroi postérieure de la vessie, on sent une dépression dans laquelle la sonde pénètre d'un pouce. Dilatation avec les bougies d'Hégar ; le numéro 8 est laissé en place jusqu'au lendemain.

7 décembre. — Chloroforme. Cystostomie vaginale. L'ouverture du kyste est élargie au bistouri. Lavage du kyste. La paroi interne est rugueuse, et semée de petits noyaux qui donnent la sensation d'os. Drainage le 12 février. La cavité du kyste n'était guère plus grosse qu'une châtaigne.

20 janvier 1885. — La malade écrit que la fistule vésico-vaginale est fermée et que sa santé générale est bonne.

OBSERVATION XVIII

(Linton, *Edimbourg med. Journal*, juillet 1874.)

Femme de trente-six ans. Quatre jours après un accouchement facile, douleurs abdominales. Dans la quatrième semaine après l'accouchement, rétention d'urines, puis urines mêlées de pus.

A l'examen, on trouve une tumeur du volume d'une orange, située derrière l'utérus et le repoussant en avant. Trois mois après l'accouchement, M. Duncan ouvre la tumeur. Il en sort du pus, des cheveux et des morceaux d'os.

Deux mois après, l'écoulement est très peu abondant.

L'utérus est en position normale, mais fixé et entouré par une masse dure. L'histoire ultérieure n'est pas donnée.

OBSERVATION XIX

(D^r Le Gendre, *Annales des maladies des organes génito-urinaires*, 1898.)

Mlle B..., âgée de quarante-huit ans, femme de chambre, est entrée dans mon service, le 10 octobre 1896, comme atteinte d'une cystite purulente consécutive à la fièvre typhoïde.

Elle était tombée malade, le 5 ou 7 septembre, assez brusquement ; malaise, céphalalgie, état saburral très accentué que les purgatifs ne faisaient pas disparaître, abattement extrême, puis vomissements, douleurs de ventre, fièvre continue. Son médecin l'a considéré comme ayant une fièvre typhoïde quelque peu anormale, mais n'aurait pas vu de taches rosées.

Comme antécédents, on doit noter que depuis plusieurs années cette femme se plaignait de douleurs intermittentes dans le bas-ventre, douleurs qu'elle attribuait à des flueurs blanches, et qui s'augmentaient par le cahot des voitures.

Quand je l'examinai, trente-cinq jours après le début de son état fébrile, je constatai avec une légère stupeur un manque absolu d'appétit.

Les phénomènes prédominants étaient vésicaux : miction douloureuse, urines rares, boueuses et sentant mauvais. Actuellement, les besoins d'uriner étaient fréquents, impérieux, accompagnés et suivis d'épreintes. La quantité quotidienne des urines oscillait entre 600 et 800 grammes ; la couleur en était jaune foncé, l'odeur fétide ; un sédiment abondant était constitué en grande partie par des globules de pus. Il n'y avait jamais eu d'hématurie.

L'examen de la région vésicale ne laissait pas constater de signes physiques bien nets. La région hypogastrique pouvait être déprimée sans douleur ni résistance, quand la palpation n'était pas profonde ; une pression énergique provoquait de la résistance et permettait de soupçonner un empâtement mal délimité, surtout à droite de la ligne médiane ; la limite supérieure de la zone rénitente arrivait à égale distance de l'ombilic et de la symphyse pubienne.

Le toucher vaginal rencontrait un hymen très résistant et, par suite de cet obstacle, ne put être pratiqué assez complètement ; on perçut pourtant une saillie légère de la paroi vésicale antérieure.

Le toucher rectal fit constater seulement un peu de rétroversion de l'utérus.

Le diagnostic de cystite et de péricystite fut seul posé. Nous nous demandâmes s'il ne s'agissait pas d'une infection post-éberthienne ; le séro-diagnostic fait par M. Delmont-Bebet, interne, ne produisit pas l'agglutination caractéristique.

Pendant le mois d'octobre, le même état persista, les douleurs variaient d'intensité, la fièvre s'éleva à plusieurs reprises à 39°5. Vainement les traitements usités dans les cystites purulentes furent mis en œuvre. Les lavages vésicaux augmentaient les douleurs. Les

bains tièdes prolongés, seuls, amenaient quelque soulagement. Mon collègue Tuffier voulut bien examiner
deux fois la malade.

Il pensa, comme nous, qu'une suppuration rétro-
vésicale évoluait, mais conseilla d'attendre encore
quelque temps, avant de faire une laparotomie explo-
ratrice.

Dans l'après-midi du 9 novembre, la malade fut
prise d'une envie d'uriner plus impérieuse que jamais,
mais s'aperçut que la miction était devenue impossible,
elle avait la sensation que l'urètre était « bouché ».
Après quelques efforts et une violente douleur, elle
expulsa une masse solide qui fut projetée dans l'urinal
avec un bruit perçu par les malades voisines. Cette
miction fut suivie d'un soulagement remarquable et,
le lendemain matin, la fièvre était tombée ; le bocal
d'urine qui me fut montré me frappa d'abord par la
présence d'une grande quantité de petits poils blonds,
longs de 2 à 3 centimètres et semblables à des cheveux
coupés ; ils flottaient dans une urine jaune sale et purulente. Au fond du bocal se trouvait une masse putri-
lagineuse que l'examen microscopique révéla constituée
par de la matière sébacée et un feutrage de petits poils
blonds enroulés.

Je pensai immédiatement et naturellement à l'expulsion du contenu d'un kyste dermoïde ; mais comme
il était certain que la communication étroite qui devait
exister avec la vessie ne suffirait pas à empêcher la
malade de s'infecter, je fis passer celle-ci dans le service de M. Tuffier.

Notre collègue, ayant ouvert la cavité abdominale,

trouva, en effet, un kyste dermoïde de la grosseur d'une orange, adhérent à la vessie, à l'utérus et à l'intestin ; le contenu en était putride et exhalait une odeur infecte. La malade, affaiblie par la longue durée de sa fièvre, subit un shock opératoire assez accentué, auquel obvia une injection intra-veineuse de sérum artificiel ; elle se trouve encore en traitement.

OBSERVATION XX

(Service de M. le professeur Poncet, communiquée
par M. le professeur agrégé Bérard.)

M. A..., cinquante-neuf ans, profession de ménagère, entrée à l'Hôtel-Dieu, salle Sainte-Anne, n° 7, le 9 avril 1900.

Rien d'intéressant à noter dans les antécédents héréditaires.

Antécédents personnels. — Réglée de manière régulière ; mariée à vingt-huit ans, eut trois enfants dont deux sont aujourd'hui bien portants : le dernier est m orten bas âge.

Santé toujours très bonne. Jamais aucun trouble du côté des organes génito-urinaires.

Il y a un an, apparition d'une douleur dans le côté gauche. Phénomènes de cystite, fréquence et douleur des mictions surtout après une course en voiture. Pendant l'été dernier, les choses s'aggravèrent, les urines devinrent blanchâtres et contenaient des traînées de glaires gluantes.

Depuis deux mois, la souffrance est devenue assez vive pour obliger la malade à s'aliter.

Depuis quinze jours, hématuries.

Au moment de son entrée à l'Hôtel-Dieu, elle se plaint d'uriner très fréquemment (plus de trente fois par jour) et de souffrir beaucoup au moment de chaque miction.

Les urines sont fétides, opaques et sanglantes.

Par le toucher vaginal, on remarque un épaississement du bas-fonds vésical, qui est douloureux à la pression. On a la sensation d'un corps étranger qui se déplace dans la vessie sous la pression du doigt vaginal.

M. Bérard fait le diagnostic de calcul vésical infecté.

Une sonde introduite dans la vessie permet de sentir une surface rugueuse, qui donne une sensation analogue à celle d'un calcul.

12 avril 1900. — Dilatation de l'urètre avec les bougies d'Hégar ; introduction du doigt dans la vessie : on sent une masse spongieuse entourée de concrétions calcaires. Cette masse, assez malléable, est extirpée avec une pince, c'est le contenu d'un kyste dermoïde : un peloton de poils de dimension d'une petite pomme, sur la surface duquel se sont déposés des phosphates (pièce présentée à la Société des sciences médicales, le 12 avril 1900).

Sonde à demeure et lavages vésicaux antiseptiques.

11 mai 1900. — Au toucher, on sent l'utérus un peu abaissé ; le col entr'ouvert, le corps repoussé en arrière. Dans le cul-de-sac antérieur, on trouve encore une tuméfaction de sensation mollasse. Cette masse fixe en

avant le col utérin. Il est difficile d'en apprécier le volume par le toucher.

Paroi antérieure du vagin normale.

Orifice urétral un peu dilaté encore, mais la malade ne perd presque plus ses urines (dès le quatrième jour après l'opération). Il y a simplement émission de quelques gouttes pendant les quintes de toux.

14 mai 1900. — La malade part dans un bon état. On lui a fait ces jours-ci quelques lavages de la vessie, car les urines étaient louches.

25 juin 1900. — Urines claires, pas de phénomènes de cystite. La malade se plaint uniquement de perdre ses urines, quand elle est debout depuis un certain temps et qu'elle n'a pas uriné depuis quelques heures.

Le toucher vaginal fait toujours constater que l'utérus est fixé en avant. Pas de tumeur nettement appréciable dans le cul-de-sac antérieur.

CONCLUSIONS

I. En présence d'un cas de pilimiction chez la femme, il faut toujours songer à la possibilité d'un hyste dermoïde du petit bassin ouvert dans la vessie. (Fréquence plus grande de kystes dermoïdes de l'ovaire.)

II. C'est ordinairement consécutivement à l'infection et à la suppuration du Kyste que se fait cette ouverture.

III. Comme moyen de diagnostic, nous insistons sur le toucher intra-vésical.

IV. L'intervention thérapeutique se bornera à la surveillance de l'orifice de la poche, lorsqu'on aura retiré, à travers l'urètre dilaté, tous les produits dermoïdes accessibles, et placé une sonde à demeure.

Si cette première intervention n'était pas suffisante et qu'il existât de la rétention, de la pénétration et de la résorption de l'urine dans la poche, que la cystite par trop intense, fît craindre l'urétérite et la pyélite, il faudrait recourir au drainage direct du kyste infecté, soit par voie vaginale, soit par laparatomie.

La laparatomie permettra en outre la marsupialisation, seule ou avec drainage abdomino-vésical, ou bien encore l'extirpation du kyste suivie de suture vésicale, ces deux opérations pouvant être pratiquées et combinées suivant les nécessités de chaque cas.

BIBLIOGRAPHIE

ALBARRAN, Traité des tumeurs de la vessie.

BÉRARD, Compte rendu de la Société des sciences médicales. (Province médicale, 12 avril 1900.)

BLACKMANN, Americ. J. of Med., janvier 1889.

BOUILLY, de la Suppuration des kystes dermoïdes de l'ovaire. (La Gynécologie, 1898.)

CLADO, Traité des tumeurs de la vessie.

DELBET, des Suppurations pelviennes.

DUPLAY et RECLUS, les Kystes de la vessie, article Tuffier.

FULLER, Pathol. Trans., vol. XXI, p. 273.

GREENHALGH, The Lancet, novembre 1870.

HERMANN, Trans. of the Obst. Soc. of London, 1885.

HUMPHREY, The Lancet, 1864.

HIMMELFARB, Centralblatt für Gynecologie, 1896.

LANNELONGUE et ACHARD, Traité des kystes congénitaux.

LE DENTU, Traité des maladies des voies urinaires.

LE GENDRE, Gazette des Hôpitaux, 1896.

LEE, Méd. Chir. Trans. XLIII.

LINTON, Edimbourg Med. Journal 1874.

LE SOURD, les Kystes dermoïdes de l'ovaire. (Thèse de Paris 1897.)

MARSHALL (Paul), Archives générales de médecine, 1828.

Perrimond, les Abcès pelviens ouverts dans la vessie. (Thèse de Lyon, 1897.)

Rayer, Mémoire à la Société de chirurgie, 1860.

Répin, des Kystes dermoïdes de l'ovaire. (Thèse de Paris, 1891.)

TABLE

Lyon. — Imp. A. REY, 4, rue Gentil. — 25028

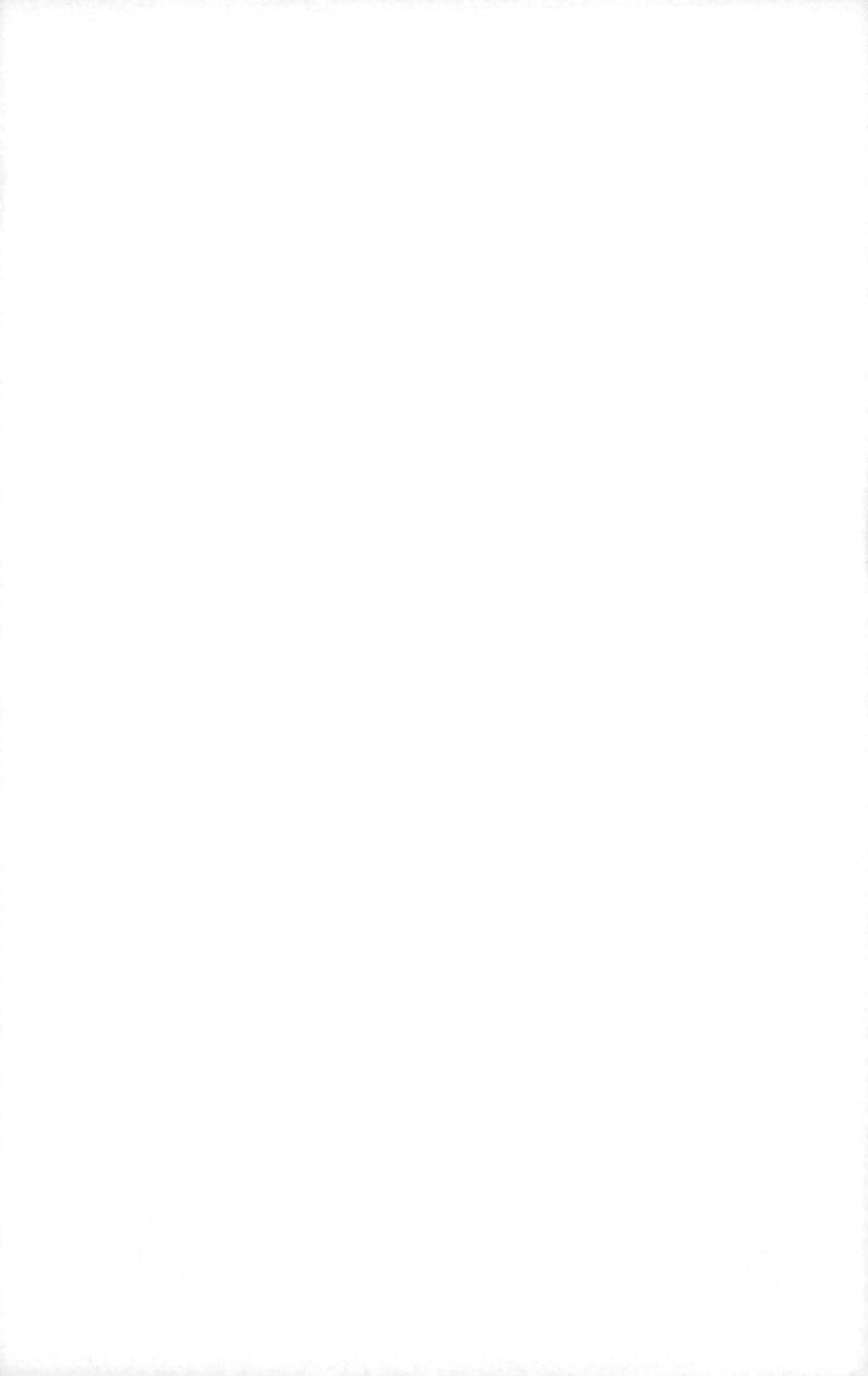

9 782014 114560